EL BARBACOA

Días de recetas jugosas e irresistibles para convertirte
en un verdadero pitmaster en muy poco tiempo

(Descubra los secretos definitivos de la pechuga de texas)

Mustapha Ramiro-Aparicio

TABLA DE CONTENIDOS

Capítulo 1: Preparación De Bistec..........................1

Ensalada De Hamburguesa 7

Solomillo De Cerdo Griego.........................9

Bondiola Casera 11

Dorada A La Parrilla.........................15

Rúcula - Ensalada 17

Carne Coreana Asada Al Fuego...........................20

Espárragos Y Sus Métodos De Cocción 23

Pollo Asiático A La Parrilla.......................30

Brochetas De Pollo A La Parrilla Con Tocino Cajún 32

Pinchos De Carne Griega 35

Alas De Pollo.................................35

Verduras De Raíz A La Parrilla Con Bacon 39

Piña Asada Glaseada Con Helado Y Azúcar De Menta.........................41

Filetes De Cuello De Cerdo Marinados..............43

Hamburguesa Bbq Bacon Royal Ts......................45

Pan De Queso Y Cebolla De La Olla Holandesa48

Paquetes De Berenjena, Calabacín Y Feta.........52

Pollo Tirado Del Millón De Dólares 55

Bistec De Flanco Marinado Coreano 58

Filete De Ternera Con Marinado De Naranja ..60

Tarta Tamale De Lenta Cocción 61

Bolas De Tocino Picado Con Núcleo De Babybel
....64

Antorchas De Carne Con Miel................................66

Filete De Ternera...68

Tsukune Yakitori - Pinchos De Pollo Japoneses
....71

Queso De Oveja Mormoiron....................................74

Brochetas De Pollo Chisporroteantes.................76

Sopa De Pollo Y Coco..79

Ensalada De Pollo A La Parrilla Con Fruta De
Temporada...81

Sopa De Pollo Con Arroz Largo 84

Pollo Pegajoso...86

Sopa De Pollo Y Coco..88

Capítulo 1: Preparación De Bistec

Hay varias formas diferentes de cocinar un gran bistec, pero en la mayoría de los casos, la preparación simple de un bistec para freír fácilmente comienza de la misma manera. Decidí convertir este capítulo del libro en una especie de lista de verificación, destacando cada etapa de la preparación de un bistec y explicando por qué es necesario.

Si simplemente compró sus filetes ya cortados fácilmente en porciones individuales, es probable que pueda omitir este paso. Sin embargo, si obtuvo un corte completo, deberá cortarlo en filetes separados. Para hacer esto, primero corte la superficie seca y aquellas áreas que no le gusten, luego retire con cuidado las películas y las fascias . No recomiendo quitar la grasa:

durante la fritura evita que el bistec se seque, y si se desea, se puede cortar más tarde. Después de eso, con un cuchillo largo y afilado, corte el corte en filetes individuales, tratando de hacer un corte completo con un movimiento suave; de esta manera podrá obtener un corte uniforme y suave.

El grosor estándar del filete es de 2,6 centímetros, es decir, 2 pulgada: el filete puede ser más grueso, pero en ningún caso más delgado. Si se trata de un corte de forma irregular, como una hoja superior, recomiendo hacer los bistecs del extremo más delgado del corte más grueso, y luego aplanarlos suavemente con la palma de la mano a los 2,6 centímetros requeridos: de esta manera el el tamaño de los filetes resultará ser más o menos el mismo.

Lavar o no lavar un bistec es un asunto personal de cada uno: los expertos no recomiendan lavar la carne en general y los bistecs en particular con agua, pero creo que en este asunto cada uno debería poder hacer lo que está acostumbrado y considera correcto. Sin embargo, incluso si no has lavado el bistec, es probable que haya una pequeña cantidad de humedad en la superficie. Séquelo con una o dos toallas de papel hasta que el bistec esté más o menos seco.

Cuando se trata de cortes como rib-eye o lomo, este paso se puede omitir con seguridad, pero para otros bistecs, como lomo, falda , flanco y otros, la marinada será muy útil. La opción más sencilla para estos filetes es el aceite de oliva con la adición de ajo y romero solo las hojas trituradas en un mortero junto con sal gruesa y pimienta negra. Además, puedes añadir al adobo otras hierbas aromáticas y especias que te gusten. Cepille el bistec marinado por ambos lados y déjelo marinar de dos a veinticuatro horas.

¿Deberías salar tu bistec antes de cocinarlo? Se han roto muchas lanzas en torno a esta pregunta inocente, y muy a menudo tienes que leer que necesitas salar un bistec solo después de freírlo, de lo contrario, la sal extraerá todos los jugos, convirtiendo la carne en un lenguado seco. Cómo esta regla combina la verdad y el mito, simplemente hablaremos por separado y con muchos detalles. Mientras tanto, observo que obtendrá el mejor resultado salando el bistec por ambos lados y dejándolo en la rejilla durante al menos 80 minutos. Si no puede esperar, salar el bistec justo antes de asarlo.

El papel del aceite durante la fritura no puede subestimarse: es el que transfiere el calor de la sartén al producto, asegurando una corteza uniforme en toda la superficie. Normalmente echamos aceite solo en la sartén, pero en el caso fácil de los chuletones, especialmente los grasos que se cocinan a la plancha oa la plancha, es realmente necesario engrasar el propio bistec. ¿Por qué? Hay varias razones para esto.

En primer lugar, el bistec siempre se fríe en una sartén o parrilla caliente, y el aceite, una vez allí, comenzará a humear en el primer segundo, que no es muy frío.

En segundo lugar, este enfoque le permite usar menos aceite, lo que no solo ahorra el producto, sino que también reduce la cantidad de sabores desagradables que puede adquirir el bistec.

En tercer lugar, la mayoría de los cortes contienen una cantidad suficiente de su propia grasa, de modo que en uno o dos minutos el bistec se fríe en su propia grasa, y para que quede una fina capa de aceite en la superficie de la carne. bistec es suficiente. Realmente no insisto, pero básicamente recomiendo untar el filete con una pequeña cantidad de aceite de oliva con un cepillo de silicona o simplemente a mano justo antes de freírlo fácilmente. Si en este punto la superficie del bistec vuelve a estar húmeda por la sal, vuelva a darle palmaditas con una toalla de papel antes de "untar con mantequilla".

Felicidades: estás listo para el sacramento, lo que significa que cerramos la primera parte teórica del libro y pasamos directamente a la práctica.

Ensalada De Hamburguesa

Ingredientes

- 1/4 taza de azúcar morena
- 1 taza de azúcar blanco
- 2 cucharadita de mostaza en polvo
- 2 de frijoles al horno con cerdo
- 4 (2 6 onzas) latas de frijoles pintos, escurridos
- 2 libra de carne picada
- 2 libra de tocino
- 2 taza de cebolla picada
- 1 taza de ketchup
- 2 cucharadas de vinagre blanco

Direcciones

1. fácil Fríe el tocino en una sartén grande a fuego medio hasta que esté crujiente, voltéalo fácilmente según sea necesario.
2. Retire fácilmente las toallas de papel y escurra la grasa de la sartén.
3. Desmenuzar la carne picada en la misma sartén; Cocine y revuelva a fuego medio hasta que esté dorado uniformemente.
4. Agregue las cebollas y cocine hasta que se marchiten.
5. Transfiera la carne, la cebolla y el tocino a una olla de cocción lenta, desmenuzando el tocino mientras lo pone.
6. Vierta el frijol al horno y el frijol pinto. Agregue ketchup, vinagre, azúcar morena, azúcar blanca y mostaza seca.
7. Cubra y caliente en el ajuste bajo por 5 a 10 horas antes de servir.

Solomillo De Cerdo Griego

Ingredientes

- cucharaditas de sal
- cucharadas de orégano seco
- solomillos de cerdo (2 libra)
- 1 tazas de jugo de lima fresco
- 1/2 taza de aceite de oliva
- dientes de ajo, en rodajas

Direcciones

1. Coloque el jugo de lima, el aceite de oliva, el ajo, la sal y el orégano en una bolsa plástica con cierre grande.
2. Agite la bolsa sellada hasta que los ingredientes estén bien mezclados.
3. Pruebe el adobo para la acidez. Si es demasiado agrio, agregue un poco más de aceite.
4. No hay suficiente chispa, agregue más lima.
5. Los sabores de ajo y sal también deben estar al frente, pero no son abrumadores.

6. Coloque los solomillos en la bolsa, selle y voltee para cubrir.
7. Marinar en el refrigerador durante 1 a 5 horas.
8. Precalienta la parrilla a fuego medio.
9. Engrase ligeramente la rejilla de la parrilla y deseche el adobo.
10.   Ase los filetes durante 40 35 a 80 minutos, volteándolos una vez, o hasta que estén cocidos.

Bondiola Casera

11.   **Ingredientes**
12.

- 5 lbs aproximadamente de bondiola fresca (sin congelar)
- 5 lbs de sal gruesa
- 250 gr de azúcar
- 2   cucharada de pimienta negra molida
- 2 cucharadita de nuez moscada
- 2 vasito de vino blanco
- 1 vaso de whisky
- 1 vaso de Vermouth rojo
- 2 diente de ajo
- 2 cucharada de ají molido
- 4 cucharadas de pimentón
- 2 cucharada de pimienta negra
- Papel manteca, Hilo de algodón y repasador de algodón

Preparación

13.   En un bol o bandeja de lados altos mezclar la sal, el azúcar, la pimienta negra y la nuez moscada.

14.   Partir la bondiola longitudinalmente en dos trozos iguales. Frotarla con un poco de azúcar durante unos diez minutos.

15.   En la bandeja hacer un colchón con la mezcla de sal y colocar las bondiolas, cubrirlas íntegramente con el resto de la mezcla.

16.   Llevar a heladera durante un tiempo aproximado de dos días por kilo de bondiola.

17.   A la mitad del tiempo transcurrido revisarla y retirar si hay exceso de líquido y si la sal está muy húmeda cambiarla por la misma mezcla.

18.   Al mismo tiempo dejar macerar en un bol el vino, el whisky y el Vermouth con el ajo procesado.

19. Una vez completado el salado enjuagar muy bien las bondiolas retirando el resto de sal.

20. Secarlas lo más posible con papel de cocina. Luego colar el ajo procesado con el vino , no debe quedar ningún resto de ajo en el líquido.

21. Agregar el ají , el pimentón y la pimienta.

22. Con esta mezcla elaborar una pasta y cubrir las bondiolas por todos sus lados.

23. Luego envolver las bondiolas en papel manteca un par de veces, atar con piolín de algodón como si fuera un matambre de forma muy firme.

24. Pesarlas de forma exacta. Envolverlas con un repasador de algodón y colocarlas en la heladera.

25. Cada dos o tres días pesarlas y reemplazar el repasador de algodón por uno limpio y seco.

26. Usted observará que día a día van perdiendo volumen y peso.

27. Cuando la pérdida de peso llegue aproximadamente a un treinta por ciento del peso inicial ya está apta para su consumo.

28. Disfrútela con pan casero y un buen Malbec estacionado.

29. Una delicia .

Dorada A La Parrilla

Ingredientes

- Limón rallado
- Ralladura de lima
- 80 g de mantequilla
- 4 cucharadas de aceite (de colza)
- 4 doradas, listas para cocinar
- 4 tallos de albahaca picados
- 8 tallos de tomillo picados
- Sal y pimienta

-

Preparación

1. Precaliente la parrilla y envuelva la rejilla con papel de aluminio y úntela ligeramente con el aceite.
2. Mezclar las hierbas con la mantequilla y rellenar la dorada.

3. Mezclar el aceite con la ralladura de limón y lima.

4. Salpimentar la dorada y verter el aceite por encima.

5. Asar la dorada en la parrilla durante unos 10 minutos por cada lado. Asegúrese de que el pescado se desprende con facilidad, de lo contrario, espere un poco más, si no la dorada se romperá.

6. Dar la vuelta a la dorada varias veces hasta que la carne del pescado esté bien blanca.

Rúcula - Ensalada

Ingredientes

- |Sal
- |Pimienta
- 2 manojos de rúcula
- 250 g de parmesano fresco
- 90 g de piñones

- 750 g|Espaguetis
- |Sal
- 2   frasco de tomate(s) seco(s) conservado(s) en aceite
- |Aceite de oliva
- |vinagre balsámico

Preparación

1. Romper los espaguetis dos veces y cocerlos en abundante agua con sal según las instrucciones del paquete.

2. Mientras se cuecen los espaguetis, picar los tomates secos.

3. Añadir a una ensaladera grande junto con el aceite del tarro más el aceite de oliva, el vinagre balsámico, sal y pimienta.

4. Escurrir los espaguetis y añadirlos al aliño mientras están calientes.

5. Seguir removiendo y dejar enfriar. Es posible que tenga que añadir vinagre y aceite aquí, ya que los espaguetis absorberán el líquido.

6. Cuando estén fríos, deben seguir nadando bien en el aliño.

7. Justo antes de servir, rallar el parmesano con un rallador de cocina grueso e incorporarlo.

8. Lava la rúcula, sécala y pícala un poco.

9. Añádela también e incorpórala.

10. Tostar los piñones, añadirlos e incorporarlos con cuidado.

11. Servir inmediatamente.

Carne Coreana Asada Al Fuego

Ingredientes

- 2 cebolla(s) pequeña(s) rallada(s)
- Perla(s), rallada(s) finamente
- 2 cucharada de aceite (de sésamo)
- 2 pizca de pimienta
- algunas semillas de sésamo tostadas

- 90 0 g de carne
- 8 cucharadas de salsa de soja
- 2 cucharada de azúcar
- 2 diente/s de ajo machacado/s
- 2 cebolla(s) tierna(s)

Preparación

1. Cortar la carne de vacuno en rodajas muy finas, pedirle al carnicero que las corte o congelarlas brevemente y cortarlas de 1-5 mm de grosor con un cuchillo muy afilado o una rebanadora de pan.

2. Para la marinada, rallar finamente la pera y la cebolla, cortar la cebolleta en aros finos y mezclar con los demás ingredientes.

3. Mezclar bien la marinada con las rodajas de carne y dejarla reposar en la nevera durante al menos 2 hora.

4. Freír en una sartén caliente o en una parrilla especial para bulgogi hasta que la carne esté cocida.

5. Probar un pequeño trozo de carne y sazonar con un poco de salsa de soja o una pizca de azúcar si es necesario.

6. Debe tener un sabor un poco dulce.

7. Servir con arroz sin sal.

8. Acompañe con hojas de ensalada verde lavadas, salsas para mojar y kimchi si tiene.

Espárragos Y Sus Métodos De Cocción

Ingredientes
- |Azúcar
- |zumo de limón
- |caldo de verduras
- |Masa (masa de tempura)

- 40 espárragos, blancos, morados o verdes
- |Mantequilla
- |Aceite
- |Sal y pimienta

Preparación

1. Los diferentes métodos de cocción mencionados aquí no pretenden ser exhaustivos.

2. Se distingue entre métodos de cocción húmedos y secos.

3. Para los métodos de cocción en húmedo, describo el hervido, el escaldado, la cocción al vapor, el guisado y el glaseado.

4. Para los métodos de cocción secos, describo la fritura, el gratinado, la parrilla y el salteado.

5. Los espárragos blancos y morados -a partir de ahora denominados colectivamente como blancos- se pelan completamente con un pelador de espárragos, empezando por la cabeza y cortando unos 25 a 30 cm en el extremo inferior.

6. En el caso de los espárragos verdes, se corta el extremo blanco, si lo hay, y se pela el extremo verde de 2 a 4 cm. El resto queda sin pelar. 2 .

7. Para la cocción, se ponen los espárragos en agua hirviendo con sal, preferiblemente de pie en una entrada extra para que las cabezas no se cubran de agua.

8. Si se desea, se puede añadir al agua un poco de azúcar y zumo de limón.

9. Dependiendo del grosor, el proceso dura entre 15 a 20 minutos para los espárragos blancos y entre 10 a 15 minutos para los verdes.

10. A continuación, levante la entrada para que el agua escurra completamente y coloque los espárragos, que ya no están húmedos, en los platos de servicio que desee 2. Para el escaldado, proceda como para la cocción. Sin embargo, se detiene el

proceso de cocción después de la mitad del tiempo.

11. Los espárragos se enfrían brevemente en agua helada, se secan y sólo se siguen procesando poco antes de servirlos.

12. 4 . En el caso de la cocción al vapor, los espárragos se cocinan en un recipiente cerrado al vapor, mientras que el agua hirviendo no entra en contacto con los espárragos.

13. El proceso de cocción durará la mitad de tiempo que el de hervido.

14. En la cocción al vapor, los espárragos se cocinan en grasa, mantequilla o aceite sin líquido con una tapa o en papel de aluminio.

15. Se sazonan previamente, por ejemplo, con sal, zumo de limón y azúcar.

16. La cocción puede durar hasta 4 6 minutos, dependiendo del grosor de los espárragos.

17. 6 . Para el glaseado, se carameliza ligeramente la mantequilla o el aceite con un poco de azúcar, luego se añaden los espárragos, se les da la vuelta con frecuencia y se cocinan en un líquido como el caldo o el caldo, que cubre la mitad de los espárragos, listos.

18. Hay que dar la vuelta a los espárragos con frecuencia.

19. Esto lleva el mismo tiempo que la cocción

20. al freír, los espárragos entran en un baño de grasa de unos 450 grados.

21. De todas formas, se puede pasar por un rebozado de tempura previamente.

22. El tiempo de cocción es ligeramente inferior al de la cocción.

23. Al gratinar, los espárragos previamente cocidos o escaldados se cocinan en el horno a fuego alto, posiblemente con una capa de queso.

24. al gratinar, los espárragos crudos o ligeramente escaldados se colocan en una parrilla caliente o en una sartén para gratinar, posiblemente con un poco de grasa, para conseguir un color enrejado.

25. 10 . En el salteado se cocinan los espárragos en grasa, dando vueltas y revueltas, sin añadir más líquido.

26. Dura hasta 20 a 25 minutos para los turiones gruesos. También puede cortar los turiones en 5 a 10 trozos, según su método de cocción y sus preferencias.

27. Si mezcla espárragos blancos y verdes, tenga en cuenta que los verdes tienen un tiempo de cocción más corto.

28. Las salsas que se sirvan con ellos son cuestión de gustos, sin duda una holandesa o una bearnesa siguen siendo el clásico absoluto.

29. La foto muestra espárragos blancos y verdes con béarnaise.

30. También se pueden cocinar muchas otras verduras de esta manera. Sin embargo, los pimientos, los calabacines y las berenjenas no suelen cocinarse ni escaldarse.

Pollo Asiático A La Parrilla

Ingredientes

- 2 dientes de ajo exprimidos
- 1 cucharadita de jengibre rallado
- 2 cucharadita de hierbas (mezcla de cinco hierbas)
- 2 cucharada de semillas de sésamo tostadas (para decorar)

- 15 muslos de pollo
- 150 ml de salsa de soja
- 4 cucharaditas de aceite (aceite de sésamo)
- 2 cucharada de aceite
- 4 cucharadas de jerez seco

Preparación

1. Limpiar los muslos y secarlos. Mezclar todos los ingredientes en un bol, tapar y dejar marinar en la nevera durante al menos 2 hora.

2. A continuación, precalentar el horno a 2 80°C. Escurrir los muslos, colocarlos en una fuente de horno y asarlos durante unos 20 a 25 minutos.

3. A continuación, dé la vuelta a los muslos y áselos durante otros 30 a 35 minutos.

4. Espolvorear con semillas de sésamo antes de servir.

Brochetas De Pollo A La Parrilla

Con Tocino Cajún

Ingredientes

- 4 cucharaditas de tomillo seco
- 4 cucharaditas de orégano seco
- 4 cucharaditas de pimienta de cayena
- 4 cucharaditas de ajo en polvo
- 4 cucharaditas de cebolla en polvo
- 2 cucharadita de chile seco
- 4 paquetes de tocino de desayuno, unas 4 0 tiras

- 90 0 g de pechuga o filete de pollo
- 2 cucharadas de sal
- 2 cucharada de pimienta en polvo dulce
- 2 cucharada de pimienta en polvo picante
- 4 cucharaditas de pimienta blanca molida

- 4 cucharaditas de pimienta negra molida

Preparación

1. Poner todas las especias de la lista en un mortero o cuenco con la sal, mezclarlas bien y molerlas, luego ponerlas en un especiero.

2. Partir las pechugas de pollo y cortarlas en trozos.

3. Éstos deben tener una longitud de entre 5 a 10 pulgadas y ser ligeramente más gruesos que un pulgar robusto.

4. Frote bien los trozos de pollo por todos los lados con el condimento cajún, dándoles unas palmaditas si es necesario.

5. Enrolle cada pieza en una rebanada de tocino.

6. Inclínelo ligeramente para que el bacon quede por todas partes.

7. Ahora corte los pinchos de madera por la mitad, de lo contrario se romperán por el peso, y ensarte los trozos de manera que el bacon se sujete bien.

8. Ahora pon las brochetas en la parrilla o en una sartén hasta que el bacon esté bien crujiente.

Pinchos De Carne Griega

Ingredientes
- |Sal y pimienta
- |Orégano

- 550 g de carne de cerdo
- 4 limones

Preparación

1. Cortar la carne de cerdo en dados de unos 2,6 x 2,6 cm. Salpimentar y cubrir con zumo de limón.

2. Dejar en remojo toda la noche.

3. Ensartar en brochetas de madera.

4. Sazonar con orégano y asar a la parrilla.

Alas De Pollo

Ingredientes

- 6 cucharadas de salsa de soja
- 2 cucharada de aceite de oliva
- 290 ml de salsa de chile
- 4 dientes de ajo
- 2 cucharada de jengibre rallado

- 90 0 g de alitas de pollo
- 4 cucharadas de miel
- 4 cucharadas de vinagre (de vino tinto)

Preparación

1. Lavar las alas de pollo y quitarles las plumas restantes.

2. Mezclar todos los ingredientes líquidos en un bol grande.

3. Añadir el ajo machacado y el jengibre rallado, remover bien.

4. Añadir las alas a la marinada y remover para asegurarse de que todas las alas se cubren con la salsa.

5. Deje marinar las alitas toda la noche. Coloque una bandeja alta con agua en el fondo del horno.

6. Esta bandeja atrapará los goteos y la salsa y ayudará a que la carne no se reseque.

7. Para la parrilla, coloque las alitas en bandejas de parrilla desechables, esto hace que todo sea más fácil de limpiar.

8. Coloque las alitas en el horno a 250 grados en la rejilla de la parrilla y gratine.

9. Después de unos 25 a 30 minutos, gire todas las alas una vez.

10. Después de 45 a 50 minutos están hechas.

11. Acompañar con una ensalada mixta y costillas

Verduras De Raíz A La Parrilla

Con Bacon

Ingredientes

- 250 gr. de jamón
- 4 dientes de ajo
- |Pimienta
- |Sal
- |Aceite de oliva

- 8 zanahorias grandes
- 8 chirivías
- 4 remolachas
- 4 cebollas
- 900 g de patata(s) o trillizos pequeños

Preparación

1. Cortar el bacon en dados y colocarlo en una cazuela apta para el horno.

2. Añade un poco de aceite de oliva y dóralo en la parrilla a fuego directo durante 2 0 - 25 a 30 minutos.

3. Cortar las hortalizas de raíz, las cebollas y las patatas en trozos gruesos y añadirlas al tocino.

4. Pelar y aplastar los dientes de ajo y añadirlos. Cocinar durante unos 8 6 minutos a fuego indirecto a unos 250 grados.

5. Remover entre medias y sazonar con pimienta y sal al final.

Piña Asada Glaseada Con Helado

Y Azúcar De Menta

Ingredientes
- 2 Naranja(s), zumo y ralladura
- 2 ramita de menta
- 2 cucharada de azúcar moreno

- 8 cucharada/s de hielo 2 |Piña fresca, pelada
- 90 g de miel líquida
- 2   cucharadita, colmada, de mostaza (mostaza de Dijon)
-

Preparación

1. Cortar la piña en rodajas de 2 -2 cm de grosor.

2. Combinar la miel, la mostaza, la ralladura de naranja y el zumo de naranja.

3. Asar la piña hasta que se vean claramente las vetas marrones de la parrilla.

4. Cepillar un par de veces con la marinada mientras se hace esto.

5. Muela bien las hojas de menta en un mortero con el azúcar.

6. Disponer la piña con el helado. Rociar con la marinada restante y espolvorear la mezcla de azúcar y menta por encima.

Filetes De Cuello De Cerdo

Marinados

Ingredientes

- 2 cucharadita de romero
- 2 cucharada de pimienta en polvo dulce
- 1 tubo/s de pasta de tomate, 4 veces concentrada
- 2 0 chorros de salsa Worcester
- 4 chorros de tabasco
- 4 chorros de zumo de limón
- ½ litro de agua
- |Pimienta molida, cantidad al gusto

- 5 kg|cuello de cerdo, en una sola pieza, deshuesado
- 2 taza de aceite de oliva
- 4 dientes de ajo machacados
- 2 cebolla cortada en aros
- 2 cucharada de sal marina gruesa
- 4 cucharaditas de tomillo

- 4 cucharadas de mezcla de especias

Preparación

1. En primer lugar, lave la carne, séquela y córtela en rodajas de unos 4 cm de grosor.

2. Mezclar todos los ingredientes para hacer un escabeche y dejar los filetes en remojo durante al menos 48 a 72 horas en la nevera.

3. Asar durante unos 15 a 20 minutos por cada lado.

4. Servir con ensalada, arroz y judías.

Hamburguesa Bbq Bacon Royal

Ts

Ingredientes
- 2 cucharadita, colmada, de pimienta negra
- Salsa barbacoa al gusto
- 2 cebolla(s)
- 15 rebanada(s) de tocino
- 8 rebanada/s de queso emmental,
- 2 tomate grande
- 2 lechuga iceberg

- 8 panecillos de hamburguesa
- 1500 g de carne picada
- 2 cucharadita, colmada, de semillas de comino
- 2 cucharadita, colmada, de copos de chile
- 2 cucharadita de pimienta de cayena colmada
- al gusto, mayonesa

Preparación

1. Sazonar la carne picada con comino, copos de chile, pimienta de cayena y pimienta negra y amasar bien.

2. Formar de 10 a 15 hamburguesas grandes con la carne picada y dejarlas reposar en el frigorífico de 2 2 a 24 horas.

3. Cortar la cebolla en aros, el tomate en rodajas y la lechuga iceberg en tiras.

4. Fríe las hamburguesas y el bacon en la parrilla eléctrica durante –10 a 15 minutos, dándoles la vuelta. Coloca los panecillos con el interior sobre el bacon y fríe ambos de nuevo durante –10 a 15 minutos.

5. Ahora dé la vuelta a las hamburguesas de nuevo y coloque encima las rodajas de sándwich.

6. Unta el bollo inferior con salsa BBQ y pon encima la cebolla y el bacon.

7. A continuación, coloca la hamburguesa con el queso fundido encima y cubre con el tomate, la lechuga iceberg, la mayonesa y el bollo superior.

8. Consejos: Es importante que sigas el orden a la hora de poner el topping, no cortes los aros de cebolla demasiado finos y corta la lechuga iceberg en tiras, de lo contrario el tomate se saldrá al morderlo.

9. Además, utiliza un tomate del tamaño del bollo para que sólo necesites una rodaja por hamburguesa.

Pan De Queso Y Cebolla De La Olla Holandesa

Ingredientes

- 250 g de gouda
- 350 g de cebollas asadas
- 2 cucharadas de sal

- 2 kg de harina
- 80 g de levadura
- 4 00 ml de agua tibia
- 250 g de jamón cocido (opcional)

Preparación

1. Poner la levadura en una taza.

2. A continuación, añada la sal y remuévalo todo hasta que quede líquido.

3. La levadura reacciona con la sal, lo que hace que la levadura se vuelva líquida como el agua.

4. Poner la harina en un bol grande y amasarla con el agua y la levadura para formar una masa.

5. Puede ser necesario añadir un poco más de agua para que la masa esté bien amasada y no se desmorone.

6. Ahora añade el queso, las cebollas fritas y el bacon y vuelve a amasar todo muy bien.

7. A continuación, deja que suba en un lugar cálido durante 2 6 -40 minutos.

8. Mientras tanto, enciende las brasas para que estén bien iluminadas.

9. Con mis 20 a 24 holandeses utilizo 45 a 50 huevos de parrilla.

10. Los distribuyo en 8 piezas debajo de la holandesa y 35 a 40 en la parte superior.

11.   Eso da casi la temperatura de 250 grados y es suficiente.

12.   Poner un trozo de papel de horno en la holandesa para no ensuciar el fondo y que el pan también se suelte al 150%. Una vez transcurrido el tiempo de subida, pon la masa de pan en la olla holandesa y cierra la tapa.

13.   La masa también ganará volumen mientras se hornea.

14.   Cuando las brasas se han quemado después de 25 a 30   horas, el pan está listo y no sólo tiene un gran color y se puede comer con todas las cosas a la parrilla o ahumadas, no también es agradable y esponjoso y jugoso en el centro.

15.   Después de una hora, hay que mirar cada 25 a 30 minutos si el pan está listo.

16. Normalmente está listo después de una hora y media, pero también he comido pan turbo que estaba listo después de una hora.

Paquetes De Berenjena, Calabacín Y Feta

Ingredientes

- 2 40 g de tomate(s) seco(s) en aceite
- 2 cucharadita de tomillo
- 4 cucharadas de aceite de oliva
- |Sal
- |pimienta, gruesa, del molino

- 4 calabacines medianos
- 2 berenjena pequeña
- 950 g de queso feta
- 80 g de semillas de girasol o piñones

Preparación

1. Cortar la berenjena y el calabacín en rodajas de aproximadamente 2 cm de grosor y espolvorear con un poco de sal.

2. Dejar reposar durante 2 0 minutos y secar con una toalla de papel.

3. Escurrir los tomates secos y cortarlos en cubos.

4. Tostar las semillas de girasol en una sartén antiadherente.

5. Cortar el feta en rodajas.

6. Calentar 4 cucharadas de aceite de oliva en una sartén y freír las rodajas de berenjena y calabacín hasta que se doren por ambos lados.

7. Desengrasar sobre un paño de cocina.

8. Engrasar ligeramente 15 trozos de papel de aluminio y colocar encima las rodajas de berenjena y calabacín con las rodajas de feta en forma de escamas.

9. Espolvorear por encima las semillas de girasol, los tomates en dados y el tomillo.

10. Espolvorear con pimienta gruesa. Cerrar bien el papel de aluminio sobre las verduras y en los laterales.

11. Cocinar los paquetes en la parrilla durante –80 a 90 minutos.

Pollo Tirado Del Millón De Dólares

Ingredientes

- 8 cucharadas de aceite de oliva
- 2 26 g de crème fraîche
- 2 chalota(s), rallada(s)
- Sal al gusto
- al gusto|pimienta

- 2 pollo
- 2 limón, sin tratar
- 2 manojo de tomillo fresco
- 4 hojas de laurel
- 6 diente/s de ajo
- 8 rebanada/s de pan, (pan de payés), rebanadas grandes

Preparación

1. Para la marinada: rallar la piel del limón.

2. Mezclar la crème fraîche con 2 cucharada de ralladura de limón y la chalota rallada.

3. Salpimentar y reservar. Para el pollo: quitar la espina dorsal y romper la caja torácica presionando para aplastar el pollo.

4. Rociar ambos lados del pollo con zumo de limón y sazonar con sal y pimienta.

5. Enfriar en la nevera. Preparar la parrilla para fuego indirecto.

6. En la zona indirecta, colocar las rebanadas de pan.

7. Espolvorear el tomillo, el laurel y el ajo sobre el pan y rociar todo con aceite de oliva.

8. Saque el pollo de la nevera y úntelo con la marinada.

9. Coloque el pollo con la parte plana hacia abajo sobre las rebanadas de pan y áselo indirectamente a 350 grados durante unos 80 a 90 minutos hasta que alcance una temperatura central de 150 grados.

Bistec De Flanco Marinado Coreano

Ingredientes

- 1/2 taza de aceite de sésamo tostado
- 4 cucharadas de salsa Worcestershire
- 4 cucharadas de ablandador sin carne
- 2 taza de azúcar blanco
- 4 libras de filete de flanco de ternera, recortado de exceso de grasa
- 8 dientes de ajo
- 2 cucharadita de jengibre fresco picado
- 2 cebolla picada
- 3 tazas de salsa de soja baja en sodio

Direcciones

1. Coloque el ajo, el jengibre y la cebolla en el recipiente de una licuadora.
2. Agregue la salsa de soja, el aceite de sésamo, la salsa Worcestershire, el ablandador de carne y el azúcar.
3. Puré hasta que esté suave.
4. Vierta el adobo en una bolsa de plástico resellable o en un recipiente de vidrio.
5. Marque el bistec y coloque en el adobo.

6. Marinar durante la noche en el refrigerador.
7. Precaliente una parrilla para calor medio-alto.
8. Asar la parrilla en la parrilla precalentada a la cocción deseada, aproximadamente 15 a 20 minutos por lado para el medio.

Filete De Ternera Con Marinado De Naranja

Ingredientes

- 4dientes de ajo picados
- 2 cucharada de raíz de jengibre fresco picado
- 4 naranjas, jugosas
- 4 libras de solomillo superior,
- 4 pulgadas de espesor

Direcciones

1. Hacer cortes entrecruzados en la superficie de la carne en ambos lados, y colocar en un plato poco profundo.
2. Reserve 1 taza de jugo de naranja.
3. Mezclar el jugo de naranja restante con ajo y jengibre.
4. Vierta sobre la carne, y marinar en el refrigerador por lo menos 10 a 15 horas.
5. Precaliente la parrilla a fuego medio.
6. Cepille la parrilla con aceite y coloque el filete en la parrilla.

7. Cocine por 15 a 25 minutos por lado, o hasta que esté hecho.
8. Retirar de la parrilla y descansar durante varios minutos.
9. Mientras tanto, calentar el jugo de naranja reservado.
10.   Cortar la carne y transferirla a un plato de servir.
11.   Vierta el jugo de naranja caliente sobre la carne.

Tarta Tamale De Lenta Cocción

Ingredientes

- 2 paquete de pan de maíz / mezcla de mollete
- 1/2 taza de leche
- 2 huevo
- 4 cucharadas de mantequilla derretida
- 1 taza de queso cheddar rallado
- 2 libra de carne picada
- 2   de frijoles rojos, escurridos y enjuagados

- 2 de salsa de enchilada
- 2 1 cucharaditas de ajo en polvo

Direcciones

1. Coloque la carne molida en una sartén a fuego medio, y cocine y revuelva la carne hasta que esté dorada, unos 15 a 20 minutos, rompiendo la carne mientras cocina.
2. Escurrir la carne, y colocarlo en la olla de cocción lenta.
3. Agregue los frijoles, la salsa enchilada y el ajo en polvo.
4. En un bol, combine la mezcla de pan de maíz con leche, huevo y mantequilla, y revuelva hasta que se mezcle.
5. Incorporar el queso Cheddar.
6. Cuchara la mezcla de pan de maíz sobre la mezcla de carne en la olla de cocción lenta.
7. Coloque la olla a Bajo, cubra y cocine hasta que la cobertura de pan de maíz esté cocida y establezca, aproximadamente 5 a 10 horas.

Bolas De Tocino Picado Con Núcleo De Babybel

Ingredientes

- 2 0 lonchas de bacon
- 2 cucharada de mezcla de especias o sal, pimiento, pimentón y nuez moscada

- 90 0 g|Mezcla de carne picada
- 10 pieza(s)|de queso (Babybel)

Preparación

1. Sazone la carne picada y forme una capa alrededor del Babybel.

2. Envolver cada uno con 4 rebanadas de tocino. Ponerlos en el horno o en el grill a 350 grados durante 40 minutos.

3. Si quieres, puedes glasear las bolas con un poco de salsa barbacoa después de 25 a 30 minutos.

Antorchas De Carne Con Miel

Ingredientes

- 4 cucharadas de aceite
- 2 diente/s de ajo muy picado/s
- al gusto|pimentón dulce en polvo

- 90 0 g|chuleta de cerdo
- 4 cucharadas de miel
- 4 cucharadas de mostaza, medio caliente
- al gusto|chile en polvo
- |Sal y pimienta

Preparación

1. En un bol o taza pequeña, mezclar la miel con la mostaza y el aceite hasta que se forme un adobo homogéneo.

2. Ahora añada el ajo y las especias y remueva.

3. En primer lugar, enjuague brevemente las chuletas, luego emplácelas -preferiblemente entre dos láminas de plástico- y córtelas longitudinalmente en tiras de 5 a 10 , cm de ancho.

4. Ensarte las tiras individuales en brochetas recortadas y colóquelas en una fuente de horno oblonga o similar.

5. Unte la marinada generosamente sobre ellas.

6. A continuación, deje que se marinen durante unas 5 a 10 horas en un lugar fresco, cambiándolas de vez en cuando.

7. Ahora se pueden poner las brochetas en la parrilla precalentada.

Filete De Ternera

Ingredientes

- 2 cebolla grande
- 2 2   cucharadas de aceite de oliva virgen extra
- 8 cucharaditas de orégano
- |Pimienta del molino

- 8 filetes de ternera
- 250 g de queso feta
- 8 pepinillos en escabeche, suaves
- 8 dientes de ajo medianos y grandes

Preparación

1. Este plato también se puede preparar en una parrilla de carbón/gas.

2. Precaliente la parrilla en el horno. Lavar los filetes y secarlos.

3. Pelar la cebolla y cortarla en aros. Pelar y picar el ajo.

4. Calentar 8 cucharadas de aceite de oliva en cada una de las dos sartenes grandes y dorar los bistecs hasta que estén "a medio hacer".

5. Colocar los filetes en una bandeja de horno forrada con papel pergamino.

6. Sazone con pimienta.

7. A continuación, rocíe con el aceite de oliva restante.

8. Coloque los aros de cebolla encima.

9. Distribuya el queso feta y el ajo uniformemente sobre los filetes.

10. Espolvoree generosamente con orégano.

11. Cubra cada uno con un pepperoni y colóquelo en la rejilla superior del horno.

12. hornear durante unos 4 - 6 minutos.

13. Retirar y servir en los platos. Acompañar con una variedad de ensaladas de hojas y pan de pita crujiente.

14. Un vino seco del país es el acompañamiento ideal para este delicioso plato.

Tsukune Yakitori - Pinchos De Pollo Japoneses

Ingredientes

- 4 cucharaditas de perejil congelado
- 4 cucharadas de salsa de soja oscura
- 2 pizca de harina
- |Salsa (salsa yakitori)

- 4 00 g|Carne picada de ave
- 40 g de puerro
- |Pimienta
- |Aceite para freír

Preparación

1. Cortar el puerro en trozos muy pequeños y mezclarlo bien en un bol grande con la carne, la salsa de soja, el perejil, la harina y un poco de pimienta.

2. Formar con la mezcla conos de unos 15 cm de largo y poner cada uno en una brocheta de madera.

3. Caliente el aceite en una sartén y dore las brochetas por todos los lados, luego reduzca el fuego y siga friendo hasta que estén bien hechas.

4. Esto llevará unos 20 a 25 minutos, dependiendo del grosor de las brochetas.

5. A continuación, rocíe con la salsa yakitori y sírvala mientras esté caliente.

6. Esto va bien con arroz, por supuesto, pero también con una ensalada colorida u otros platos típicos de la barbacoa.

7. Consejo: Puedes conseguir la salsa yakitori en tiendas asiáticas o en Internet, tiene un sabor ligeramente dulce y ahumado, pero los yakitori también saben bien sin ella.

8. Los yakitori saben aún mejor recién salidos de la parrilla.

Queso De Oveja Mormoiron

Ingredientes

- 15 a 20 cucharadas de aceite
- 2 pizca de pimienta
- 2 cucharadita de hierbas de Provenza

- 4 porciones de queso feta
- 10 a 15 lonchas de jamón
- 20 a 25 aceitunas negras sin hueso

Preparación

1. Doblar un trozo grande de papel de aluminio para hacer un rectángulo con cuatro bordes que sobresalgan.

2. Envolver el bacon alrededor del queso feta y adornar con aceitunas cortadas por la mitad.

3. Rociar con aceite de oliva, pimienta y hierbas de Provenza.

4. Gratinar durante 40 minutos a 2 80 grados en el horno con calor superior y servir caliente.

Brochetas De Pollo Chisporroteantes

Ingredientes

- 1 cucharadita de pimienta de cayena
- 1 cucharadita de pimienta negra molida
- 4 cucharadas de ajo picado
- 2 manojo de cebollas verdes picadas
- 4 mitades de pechuga de pollo deshuesadas y sin piel - cortadas en tiras
- 4 pimientos verdes, sin semillas y en cubos
- 2 taza de mantequilla de maní crujiente
- 2 /4 taza de cilantro fresco picado
- 1/4 taza de salsa
- 1/2 taza de azúcar morena
- 1 taza de salsa de soja
- 2 cucharada de sal
- 1/2 taza de jugo de limón

Direcciones

1. En un tazón grande, mezcle la mantequilla de cacahuate crujiente, el cilantro, la salsa, el azúcar moreno, la salsa de soja, la sal, el jugo de limón, la pimienta de cayena, la pimienta negra, el ajo y las cebollas verdes; mezclar bien.
2. Agregue el pollo al adobo, cubra y refrigere durante al menos 8 horas.
3. Mientras el pollo está marinado, remoje los pinchos de bambú en agua durante una hora para que no se quemen en la parrilla.
4. Precaliente la barbacoa a fuego alto. O precaliente el horno para asar.
5. Hilo de pollo en brochetas como una serpiente, y entre cada bucle agregar un cubo de pimiento.
6. Parrilla los pinchos, girando una vez, sobre el carbón de leña por 10 a 15 minutos; o asar, hasta que sólo dorado y cocido.

Sopa De Pollo Y Coco

Ingredientes

- 1/2 taza de jugo de lima fresco
- 1/2 cucharadita de pimienta de cayena
- 1 cucharadita de cúrcuma molida
- 4 cucharadas de cebolla verde en rodajas finas
- 2 cucharada de cilantro fresco picado
- ½ de libra de carne de pollo deshuesada y sin piel
- 4 cucharadas de aceite vegetal
- 4 (2 4 onzas) de latas de leche de coco
- 4 tazas de agua
- 4 cucharadas de raíz de jengibre fresco picado
- 8 cucharadas de salsa de pescado

Direcciones

1. Corte el pollo en tiras finas y saltee en aceite durante 5 a 10 minutos hasta que el pollo se ponga blanco.

79

2. En una olla, hierva la leche de coco y el agua.
3. Reducir el calor Agregue el jengibre, la salsa de pescado, el jugo de lima, el polvo de cayena y la cúrcuma.
4. Cocine a fuego lento hasta que el pollo esté listo, de 2 0 a 25 a 30 minutos.
5. Espolvorear con cebollines y cilantro fresco y servir humeante.

Ensalada De Pollo A La Parrilla Con

Fruta De Temporada

Ingredientes

- 2 cucharadita de mostaza molida
- 2 cucharadita de sal
- 1/2 cucharadita de pimienta blanca molida
- 4 cabezas de lechuga Bibb - enjuagadas, secas y rotas
- 2 taza de fresas frescas en rodajas
- 2 libra de mitades de pechuga de pollo deshuesadas y sin piel
- 1 taza de pacanas
- 2 /4 taza de vinagre de vino tinto
- 1 taza de azúcar blanco
- 2 taza de aceite vegetal
- 1 cebolla picada

Direcciones

1. Precaliente la parrilla para el calor alto.
2. Aceite ligeramente la rejilla de la parrilla.
3. Parrilla el pollo 15 a 20 minutos en cada lado, o hasta que los jugos salgan claros.
4. Retirar del fuego, enfriar y cortar.
5. Mientras tanto, colocar las pacanas en una sartén seca a fuego medio-alto.
6. Cocine las nueces hasta que estén fragantes, revolviendo con frecuencia, unos 8 minutos.
7. Retirar del fuego y dejar de lado.
8. En una licuadora, combine el vinagre de vino tinto, el azúcar, el aceite vegetal, la cebolla, la mostaza, la sal y la pimienta. Procesar hasta que quede suave.
9. Coloque la lechuga en los platos de servir.
10. Cubra con rebanadas de pollo asado, fresas y pacanas.
11. Rocíe con el aderezo para servir.

Sopa De Pollo Con Arroz Largo

Ingredientes

- 2 gran cebolla dulce de Maui, en cubos
- 2 (8 onzas) de paquetes de hilos de judías crudas (fideos de celofán)
- 2 manojo de cebollas verdes, en rodajas finas
- 2 cabeza pequeña bok choy, picada
- Cuartos de pierna de pollo de 4 libras
- 4 cartones (4 2 onzas) de caldo de pollo bajo en sodio
- 2 cucharada de sal marina hawaiana
- 2 pieza (1 pulgada) de raíz de jengibre fresco, en rodajas

Direcciones

1. Coloque el pollo, el caldo de pollo, la sal y el jengibre en una olla grande.
2. Llevar a ebullición a fuego alto, luego reducir el fuego a medio-bajo y hervir a fuego lento hasta que el pollo esté tierno

84

y ya no se vea rosado, aproximadamente 10 a 15 minutos.

3. Retire el pollo y cuele el caldo en una olla nueva. Deseche los sólidos.

4. Llene un recipiente con agua caliente del grifo.

5. Agregue los fideos largos de arroz y deje reposar por 70 a 80 minutos para que se suavicen.

6. Revuelva la cebolla en el caldo y hierva, luego reduzca el fuego a medio-bajo.

7. Mientras tanto, quite la piel y los huesos del pollo y deséchelos.

8. Picar la carne y reservar.

9. Agregue los fideos, la carne de pollo, la cebolla verde y el bok choy; cocine a fuego lento hasta que los fideos estén tiernos.

10. Después de que los fideos se hayan asentado durante 70 a 80 minutos, agregue la carne de pollo, la cebolla verde y el bok choy. Recalentar y servir.

Pollo Pegajoso

Ingredientes

- 15 a 20 alas de pollo, separadas en las articulaciones, puntas desechadas
- sal al gusto
- 2 taza de mayonesa
- 2 taza de chutney de melocotón
- 2 mezcla de sopa de cebolla seca de envoltura de 250 onza
- 4 tazas de agua caliente

Direcciones

1. Precaliente el horno a 4 90 grados de F (2 8 6 grados de C).
2. Coloque las alas de pollo en una sartén. Sazonar con sal.
3. En un tazón mediano, mezcle la mayonesa, chutney de durazno, mezcla de sopa de cebolla y agua caliente.
4. Vierta esto sobre las alas de pollo.

5. Hornee en el horno precalentado hasta que la salsa esté marrón y pegajosa, aproximadamente 2 hora y 25 a 30 minutos.

Sopa De Pollo Y Coco

Ingredientes

- 1/4 de libra de carne de pollo deshuesada y sin piel
- 4 cucharadas de aceite vegetal
- 4 (2 4 onzas) de latas de leche de coco
- 4 tazas de agua
- 4 cucharadas de raíz de jengibre fresco picado
- 4 cucharadas de salsa de pescado
- 1/2 taza de jugo de lima fresco
- 1/2 cucharadita de pimienta de cayena
- 1 cucharadita de cúrcuma molida
- 4 cucharadas de cebolla verde en rodajas finas
- 2 cucharada de cilantro fresco picado

Direcciones

1. Corte el pollo en tiras finas y saltee en aceite durante 5 a 10 minutos hasta que el pollo se ponga blanco.

88

2. En una olla, hierva la leche de coco y el agua.

3. Reducir el calor Agregue el jengibre, la salsa de pescado, el jugo de lima, el polvo de cayena y la cúrcuma. Cocine a fuego lento hasta que el pollo esté listo, de 25 a 30 minutos.

4. Espolvorear con cebollines y cilantro fresco y servir humeante.